Practicar deporte incrementa nuestra autoestima, fortalece la musculatura y mejora nuestra condición física. Pero precisamente las mujeres de formas redondeadas no se atreven a realizar ejercicios «normales» por temor a hacer el ridículo o a acabar tirando la toalla. ¡Pero todo eso terminó! Porque siguiendo el programa correcto, se pondrá de nuevo en forma y se sentirá bien consigo misma.

Índice

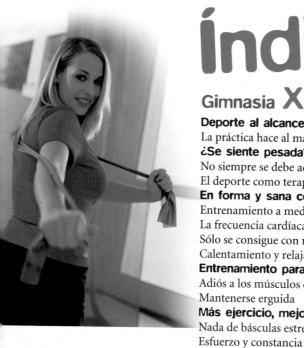

Gimnasia XXL — 4
Deporte al alcance de todos — 5
La práctica hace al maestro — 5
¿Se siente pesada? — 6
No siempre se debe adelgazar — 6
El deporte como terapia — 6
En forma y sana con un entrenamiento constante — 8
Entrenamiento a medida — 8
La frecuencia cardíaca correcta — 9
Sólo se consigue con regularidad — 10
Calentamiento y relajación — 10
Entrenamiento para una figura bonita — 11
Adiós a los músculos débiles — 11
Mantenerse erguida — 11
Más ejercicio, mejor alimentación — 12
Nada de básculas estresantes — 12
Esfuerzo y constancia — 12
Alimentación sana — 12

En forma en casa — 14
Entrenar con gente como usted — 15
No le tenga miedo a la pelota — 15
Los cuatro fantásticos — 16
Así los practicará correctamente — 16
A toda máquina — 18
La postura marca la diferencia — 18
No olvide los estiramientos — 21
Tómese su tiempo — 21
Pilates: suave y efectivo — 24
El secreto de Pilates — 24

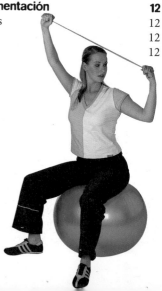

ÍNDICE

Entrenar al aire libre — 28
Al aire libre es donde mejor se está — 29
No se avergüence — 29
Un entrenamiento suave, pasear — 30
Antes y después de pasear — 30
La técnica correcta — 31
Paseo nórdico — 31
Ruedas fantásticas: patinaje en línea — 32
El equipamiento — 32
Se aconsejan clases particulares — 33
La postura correcta — 33
Antes y después — 33
Súbase en una bicicleta — 34
La colocación adecuada — 34
Relajada hacia la meta — 34
El Top 10 de los deportes — 36

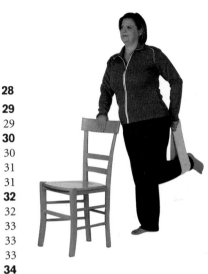

Pausas con poder beneficioso — 38
Ponerse en forma en el trabajo — 39
Conseguirlo gracias al cambio — 39
Ayuda rápida para bloqueos mentales — 39
Reforzar el tronco — 40
Mantener la postura — 40
Simplemente desconecte — 42
Preparación — 42
Relajación — 42
Contar las respiraciones — 42
Relajación muscular — 43
Beneficioso para las piernas — 44
Fuerza para las pantorrillas — 44
Salvación para el cuello — 45
Fortalecer los músculos — 45

Buscar, encontrar — 46
Índice alfabético — 46

Gimnasia XXL

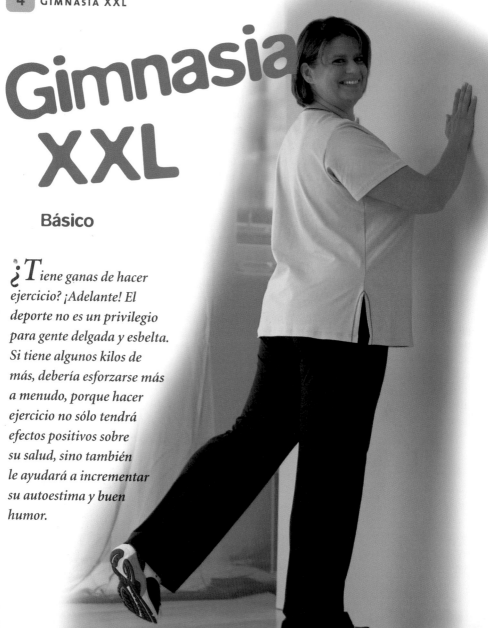

Básico

¿*T*iene ganas de hacer ejercicio? ¡Adelante! El deporte no es un privilegio para gente delgada y esbelta. Si tiene algunos kilos de más, debería esforzarse más a menudo, porque hacer ejercicio no sólo tendrá efectos positivos sobre su salud, sino también le ayudará a incrementar su autoestima y buen humor.

Deporte al alcance de todos

¿Cree que la gente obesa no puede practicar deporte, no tiene mucha movilidad o no tiene ganas de practicarlo? ¡No es cierto! Las personas con sobrepeso pueden ser personas muy deportistas, a las que les gusta moverse tanto como a la gente delgada, ya que el hecho de ser ágil o fuerte para unos es predisposición, y para otros sólo una cuestión de práctica.

La práctica hace al maestro

¿Hace mucho tiempo que no practica ningún deporte o lleva una vida poco activa? Ha desperdiciado una buena oportunidad de ayudarse, porque el ejercicio no sólo favorece la salud, sino que también proporciona ganas de vivir y aumenta el bienestar. Lo mejor: no hace falta agotarse corriendo cinco veces a la semana para aprovechar sus efectos positivos. Realizar un entrenamiento moderado de forma regular aporta mejores resultados. Al principio, probablemente sólo será capaz de dar dos vueltas a su casa con los patines en línea o dejará de correr a los cincos minutos, pero no permita que eso le haga cambiar de opinión, continúe. Compárese al cabo de cuatro, seis o incluso ocho semanas de entrenamiento. Se sorprenderá de la rapidez con que mejora.

¿De qué tiene ganas?

No deje que le convenzan de que no puede practicar un deporte en particular porque su peso sea excesivo. En principio, usted los puede realizar (casi) todos. Sólo será necesario variar un poco algunos ejercicios de gimnasia y de esta manera los adaptará a sus necesidades. Cómo se consigue, lo descubrirá aquí. No se deje influir por voces y miradas críticas. ¡Usted ya sabe lo que le conviene!

Totalmente en forma

En este libro, encontrará diferentes programas con los que podrá mejorar su fuerza y su resistencia.
Los estiramientos y la relajación también están incluidos, tanto si los practica en casa, como al aire libre o en la oficina.

---

consejo:

¿TODOS PODEMOS?

¿Hace mucho tiempo o nunca ha practicado ningún tipo de deporte o tiene más de cuarenta años? Entonces, debería someterse a una revisión médica antes de empezar, al igual que si tiene la presión alta. No se preocupe, los médicos no suelen prohibir la práctica deportiva.

¿Se siente pesada?

El hecho de tener bastantes kilos de más, no significa que usted tenga un sobrepeso enfermizo (adiposis). Por esa razón, es aconsejable controlar el peso a través del índice de masa corporal, IMC. Cuanto mayor sea su IMC, mayores posibilidades tendrá de enfermar a lo largo de su vida debido a su sobrepeso, por ejemplo, de presión alta o de artrosis.
El IMC puede calcularlo fácilmente usted mismo con una fórmula.

$$IMC = \frac{Peso\ en\ Kg}{(Altura\ en\ m^2)}$$

Ejemplo: Si usted pesa 105 kilos y mide 1,70 m. Calcule:

$$\frac{105}{(1,7\ por\ 1,7)} = 36,5$$

Su IMC asciende, por tanto, a 36,5.

No siempre se debe adelgazar

¿Su IMC está por debajo de 30 y se encuentra sano? ¡Felicidades! Adelgazar por causas médicas no es por tanto necesario y puede realizar deporte sin someterse a la presión de necesitar adelgazar. Si su IMC se encuentra por encima de 30 o si sufre una enfermedad a causa del sobrepeso, entonces debe adelgazar sin falta.

información:

VALORES IMC

La Organización Mundial de la Salud (OMS) divide las diferentes «clases de peso» según el IMC en seis grupos:

	IMC
Peso insuficiente	hasta 18,4
Peso normal	18,5–24,9
Sobrepeso	25–29,9
Adiposis I (obesidad)	30–34,9
Adiposis II	35–39,9
Adiposis III	Más de 40

El deporte como terapia

La hipertensión arterial y otros síntomas de la adiposis no son motivo suficiente para no practicar ejercicio. Todo lo contrario: En muchas de las llamadas enfermedades de los países desarrollados, se introduce el ejercicio como terapia. Por ejemplo, si pierde diez kilos, notará un descenso de la tensión arterial.

Hipertensión arterial

Si su presión sanguínea está entre 140 y 90 sufre usted hipertensión arterial. Cuando realice ejercicios deberá tener en cuenta lo siguiente:
➤ Entrene su resistencia, porque un corazón fuerte puede hacer descender de forma continuada la presión sanguínea.
➤ Realice también movimientos relajantes para hacer descender la presión sanguínea. Si es usted una persona a la que le gusta meditar, entonces le recomendamos el Qi Gong, el Tai Chi o el Yoga.

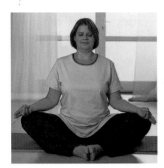

Los métodos relajantes del Lejano Oriente regulan la presión sanguínea.

➤ Evite esfuerzos duros e intensos como caminar muchas horas o subir cuestas al patinar o al ir en bici porque la presión subirá a sus cotas máximas.

➤ Tenga en cuenta la respiración a la hora de practicar ejercicio, ya que en caso de padecer hipertensión arterial es muy importante respirar regularmente, debido a que la presión sanguínea suele subir rápidamente cuando la respiración se entrecorta.

Artrosis

Artrosis es el desgaste de la masa del cartílago en las articulaciones. Esto puede producir un cuadro clínico progresivo de disminución o de total eliminación de líquido de las articulaciones óseas. Los cartílagos se alimentan del líquido de la articulación y el movimiento ayuda a distribuirlo por la misma. De ahí que el deporte sea necesario e importante.

➤ Evite cargar las articulaciones saltando, corriendo, girándose o con movimientos bruscos como los del tenis o squash.

➤ Elija deportes como, por ejemplo, pasear o ir en bicicleta, en los que sus piernas se carguen por igual y donde no se pueda torcer la rodilla.

➤ Si durante un ejercicio sintiera dolor, pare de inmediato y cámbie a otro.

➤ Cuando haga ejercicios a gatas, apóyese sobre una toalla o sobre un cojín.

Diabetes tipo 2

La diabetes es la denominación de una alteración del azúcar en el metabolismo. Al contrario de la diabetes tipo 1, la diabetes tipo 2 (antiguamente llamada la diabetes de la edad) no es de nacimiento y por eso puede ser tratada sin problema, entre otros medios, con el deporte.

➤ Pregúntele a su asociación de diabéticos por el deporte, y deje que le enseñen todos los consejos y trucos para situar su azúcar en sangre en un estado óptimo durante y después del ejercicio.

➤ Si controla el azúcar en la sangre regularmente, hágalo antes, durante y después del entrenamiento.

➤ Explíquele a su entrenador que usted es una persona diabética y que durante el ejercicio se va controlar el azúcar y posiblemente necesite comer algo.

Alteraciones con el metabolismo lípido

Si sufre alteraciones del metabolismo lípido, no tiene por qué preocupase a la hora de hacer deporte. Simplemente, aproveche el efecto regulador de un entrenamiento constante.

En forma y sana con un entrenamiento constante

Entrenamiento constante son las palabras mágicas para todos los que quieran adelgazar o se preocupen por su salud, ya que un esfuerzo suave y constante no sólo elimina los depósitos de grasa sino que también fortalece el corazón.

Entrenamiento a medida

Dependiendo de su forma física, entrenará de una manera más intensa o más suave, porque si se exige demasiado, perderá las ganas de hacer deporte y abandonará todos sus buenos propósitos, sobre todo al principio. Determine primero su «perfil deportivo»:
➤ Si usted sufre una adiposis fuerte o una enfermedad secundaria, empiece en la zona de la salud.
➤ ¿Se encuentra usted sano y su IMC no es superior a 35? Entonces, puede entrenar en la zona de constancia básica extensa.

➤ ¿Usted ama el deporte y hace tiempo que lo practica? Entonces, debería intentar la zona de constancia básica intensa.

La zona de la salud

Cuanto mayor sea su peso, más ascenderá su pulso. Esto no es motivo suficiente para

información:

LA FRECUENCIA CARDÍACA ÓPTIMA

La frecuencia cardíaca máxima (FCM) se eleva en

Mujeres	226 menos edad
Hombres	220 menos edad

Zona de la salud:	50–60 % de FCM
Zona de constancia básica extensa:	60–70 % de FCM
Zona de constancia básica intensa:	70–80 % de FCM

dejar de hacer ejercicio físico, ¡simplemente actúe de forma más relajada! Asimismo, si hace mucho tiempo que no practica ningún tipo de deporte o, por ejemplo, padece hipertensión sanguínea, debería (sobre todo al principio) entrenar sólo en la zona de salud. A través de un esfuerzo suave se atacan los primeros depósitos de grasa. Al mismo tiempo, se fortalece el sistema de circulación sanguínea. Aunque al principio le cueste, aguante y entrene tres veces por semana, como mínimo media hora.

La zona de constancia básica extensa

Mejorará la capacidad de rendimiento de su corazón si entrena en la zona de constancia básica extensa. Y esto le ayudará a ser mucho más constante. Al mismo tiempo se activa el metabolismo de la grasa y su cuerpo aprende también a extraer la energía de sus células de grasas. Por este motivo, a este entrenamiento se le llama también zona de metabolismo de la grasa.

Muy importante: Muévase siempre de manera que pueda hablar sin ningún problema.

La zona de constancia básica intensa

Cuando haya entrenado bastante tiempo en la zona de constancia básica extensa, podrá avanzar a la próxima fase: en la zona de constancia básica intensa, no sólo mejorará el rendimiento del ciclo del corazón, sino que mejorará su sistema respiratorio.

La frecuencia cardíaca correcta

Existe un medio muy sencillo para averiguar en qué zona de constancia entrenarse: medir la frecuencia cardíaca. Para ello tendrá que determinar antes de entrenar la frecuencia que quiere alcanzar *(ver información página 8)*. Controle su pulso varias veces

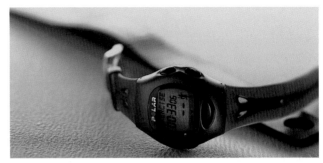

Con un reloj con pulsímetro podrá medir su frecuencia cardíaca durante el entrenamiento y podrá ajustar el tiempo.

durante el entrenamiento para comprobar si va muy deprisa o muy despacio. De esta manera, sabrá si las pulsaciones siguen el ritmo correcto.

Tomarse el pulso con la mano

Si tiene un reloj con segundero, entonces le será muy fácil tomarse el pulso durante su entrenamiento con la mano. Así se hace:

➤ Busque su pulso en la articulación de la mano o en su muñeca.

➤ Manténgalo y cuente el pulso durante quince segundos.

➤ Multiplique lo que ha contado por cuatro y obtendrá la frecuencia cardíaca.

Pulso a través del pulsímetro

A través de un reloj con pulsímetro se ahorrará tener que medir el pulso con la mano y podrá supervisarlo durante todo el entrenamiento sin tener la necesidad de pararse. Estos relojes ofrecen mucho más, usted puede, por ejemplo, elegir la «zona de intensidad» en la que quiere entrenar.

Consejo: Con un sobrepeso moderado debería tener la talla M en vez de la talla L de pecho.

Sólo se consigue con regularidad

Intente fijar tres días por semana para dedicarlos a su deporte favorito. ¿Sólo consigue dos? Siempre será mejor que nada.

La duración del entrenamiento

Póngase una meta, mejor a largo plazo, en la que el entrenamiento intenso no sea necesario. De esta manera, hará lo mejor para su corazón.

➤ ¿Se siente agotado después de diez minutos? Ningún problema: Disminuya un poco la intensidad y todo volverá a ir bien.

➤ Controle en todo momento si su pulso asciende demasiado debido al sobrepeso. Incremente la intensidad del ejercicio primero a 12, después a 15, 18 y 20 minutos. Para cada salto temporal deberían transcurrir dos o tres semanas.

Calentamiento y relajación

Empiece poco a poco a entonar los músculos para el próximo esfuerzo. Dedique unos diez minutos para conseguir un pulso óptimo. No termine de forma brusca con el entrenamiento, sino lentamente. Para concluir estire las partes que ha trabajado para destensar los músculos agarrotados.

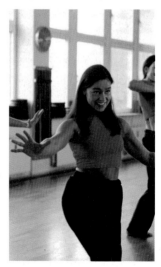

Gimnasia diferente: bailar ritmos latinos. Esto también es fantástico para la constitución física y la figura.

información:

QUEMAR GRASAS

«Se queman grasas a partir de los primeros veinte minutos». ¡Falso! Se queman grasas constantemente. Pero la parte de obtención de energía a partir de los ácidos grasos puede variar. Cuanto menor sea el esfuerzo y más entrenado esté usted, la obtención será mayor.

«Sólo se puede adelgazar si trabaja el metabolismo de las grasas». ¡Falso! Sólo podrá adelgazar si quema más energía de la que ingiere.

«Si quiero adelgazar puedo entrenar hasta el 70 % del máximo de la frecuencia cardíaca». ¡Falso! La intensidad de su ejercicio estará determinada sólo por su nivel físico.

«Si entreno de forma muy intensa, pierdo proteínas musculares y no grasas». ¡Cierto! En el caso de un entrenamiento extremadamente duro se bloquea el metabolismo de las grasas. Si todos los depósitos de hidratos de carbono están agotados, el cuerpo recurre a las proteínas musculares.

Entrenamiento para una figura bonita

Los músculos fuertes protegen las articulaciones, proporcionan la energía diaria y embellecen nuestros contornos.

Adiós a los músculos débiles

Fortalezca lo más que pueda la musculatura del estómago, de la espalda, de sus muslos y de sus nalgas. Si tiene un contorno de pecho grande, entonces no debe olvidar la parte superior de la espalda y los pectorales. De esta manera, descargará la espalda y podrá prevenir posibles dolores musculares. No importa por cuál de estos grupos musculares desee comenzar:

➤ Ejercite de cada músculo también su contrario, ya que ambos forman una unidad funcional. En caso de dolores lumbares, no ejercite sólo los músculos de la espalda sino también los del estómago.

➤ Empiece cada sesión con una pequeña fase de calentamiento (por ejemplo, baile música marchosa durante cinco minutos).

➤ Termine el programa estirando todos los músculos ejercitados *(ver páginas 21 y siguientes)*.

Mantenerse erguida

Cuanto menos carguemos nuestros músculos, menos se atrofiarán. Esto es muy importante para nuestra espalda. Permanecer mucho tiempo sentada y realizar movimientos monótonos la sobrecargan. Intente mantenerse erguida durante los ejercicios y a lo largo del día.

➤ Coloque los pies separados y un poco más abiertos que las caderas. Las rodillas deben mirar hacia los dedos corazón de los pies.

➤ Incline la pelvis ligeramente hacia delante.

➤ Suba el esternón y empújelo arriba y hacia delante.

➤ Estire el cuello y levante la barbilla.

consejo:

ENTRENAMIENTO EN GRUPO

Practicar ejercicio con compañeros es mucho más divertido.

➤ En muchos centros, asociaciones deportivas y gimnasios ofrecen cursos para gente con sobrepeso.

➤ Muchos centros ofrecen los llamados cursos *ownzone* (zona propia), donde se entrena de forma consecuente con relojes con pulsímetro.

➤ Busque cursos especiales para principiantes como, por ejemplo, «clase de camisetas grandes» o «movimiento fácil».

➤ Busque en Internet contactos que se encuentren en su misma situación.

➤ Tome parte en un curso donde se ejercite la cintura. Allí encontrará a muchas mujeres con sobrepeso. Los ejercicios no ayudan a adelgazar, pero el tener una cintura fuerte es muy importante para las mujeres obesas, ya que todo el peso de la barriga recae sobre ella.

Más ejercicio, mejor alimentación

Olvídese de ser radical si quiere reducir su peso de forma duradera. Deberá apoyarse sobre los dos siguientes pilares: más ejercicio y un cambio en la alimentación.

Nada de básculas estresantes

No se convierta en una víctima de su báscula. Precisamente al principio de un programa de entrenamiento, puede reducir el contorno de la cintura bastantes centímetros, sin que llegue a perder ni un gramo. El motivo: los músculos pesan más que la grasa, a pesar de parecer más delgada. Si aún así no quiere prescindir de la báscula: con una vez a la semana es suficiente. Medio kilo menos en siete días es realmente adecuado.

Esfuerzo y constancia

Con la unión de ambos se consigue. La constancia y el esfuerzo son la mejor combinación a la hora de hacer deporte si quiere adelgazar.

Entrenamiento constante

Se queman muchas calorías durante un entrenamiento constante, cuanto más pese, más calorías quemará. Si quiere adelgazar, debería quemar unas 2.000 calorías sobrantes por semana. Pero no se obsesione, quemar entre 1.000 y 1.500 ya es todo un éxito.

Músculos fuertes

Durante el entrenamiento, quemará mucha menos energía, porque sólo ejercitará ciertos músculos. Pero con el aumento de masa muscular, aumentará también el contorno básico de su cuerpo, y usted quemará más calorías. Y esto también sucederá cuando se siente otra vez en el sofá o esté acostado en la cama.

Alimentación sana

Si usted no se conforma con bajar sólo algunos kilos rápidamente, sino que quiere mantener su peso ideal, no sólo tendrá que hacer ejercicio sino que también deberá cambiar sus hábitos alimenticios.

De esta manera, podrá deshacerse del efecto yo-yo y evitar hábitos alimenticios erróneos. Muy importante: Reduzca su aporte de energía al mínimo, unas 1.800 calorías. De esta forma, el cuerpo recibe todas las sustancias nutritivas que necesita y adelgazará al mismo tiempo. De todos modos, contar calorías es igual de pesado que pesarse cada día, y desvía la atención de lo que es importante: la combinación correcta de los alimentos.

Los hidratos de carbono ayudan contra la sensación de hambre

Coma cada día más cereales y otros alimentos que contengan hidratos de carbono, como el pan, la

MÁS EJERCICIO, MEJOR ALIMENTACIÓN 13

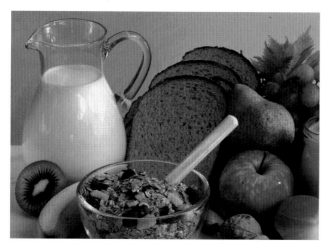

Los productos integrales, la fruta fresca y los productos lácteos desnatados deberían estar presentes en su dieta diaria.

pasta, el arroz integrales, y las patatas. Estos alimentos dan la sensación de quedarse lleno y proporcionan muchas vitaminas, minerales y fibras vegetales. Una porción diaria corresponde a siete rebanadas de pan integral (50 g) o a 300 g de patatas y 250 g de arroz hervido o pasta (cruda 80 g).

Verduras y frutas cinco veces al día

Las verduras crudas o hervidas deberían formar parte de su menú diario al menos tres veces al día. Además, se deberían añadir dos porciones de frutas. Quien se alimenta de esta manera, proporciona al cuerpo vitaminas, minerales, hidratos de carbono y fibras vegetales.

Consejo: Cambie una porción de frutas por un zumo de frutas o vegetal sin azúcar.

Proteínas valiosas

La leche y sus derivados son alimentos que aportan muchas proteínas y calcio. Tome, por tanto, desde un cuarto hasta medio litro de leche desnatada diaria y un poco de queso descremado. Las legumbres contienen también muy pocas calorías y son alimentos que aportan mucha energía.
Coma pescado una vez a la semana, pero poca carne y embutidos, porque en comparación aportan menos proteínas y más grasas.

Cuidado con la grasa

Claro que mucha grasa engorda, pero renunciar totalmente a ella no es aconsejable. Se permiten alrededor de 50-60 g diarios, coma mejor aceitunas o aceite de oliva. Protéjase de las grasas de las salchichas, del queso, de la repostería y de los productos manufacturados.

Mucho líquido

Beba cada día como mínimo desde 1,5 hasta 2 litros.
Beba agua mineral, zumos e infusiones. No debería beber más de dos tazas de café o té negro diario o más de un vaso de vino blanco. Beba, además, mucha agua.

En forma en casa

Entrenamiento lleno de energía para realizar en el salón

No tiene por qué acudir a un gimnasio si quiere hacer algo por su figura. Se volverá también fuerte y ágil entre sus propias cuatro paredes. Con unos cuantos ejercicios adecuados a sus necesidades, podrá confeccionar un programa de gimnasia rápido y completo.

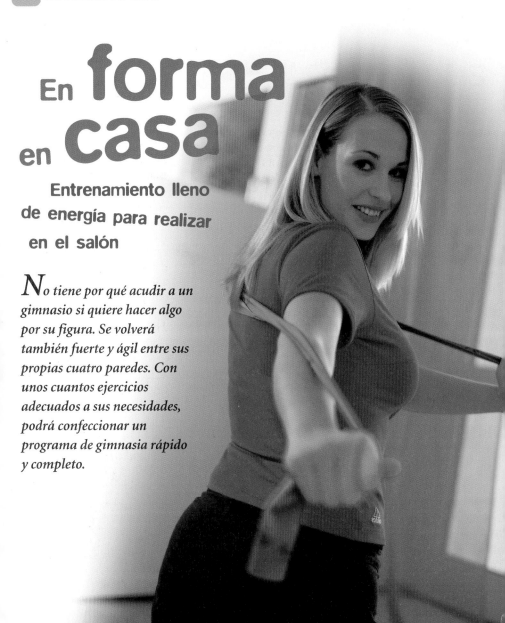

Entrenar con gente como usted

No necesita muchos aparatos si quiere entrenar en casa. Pero sí existe algo indispensable: la pelota para sentarse. La pelota se adapta perfectamente a un programa completo de entrenamientos y podrá fortalecer su musculatura gracias a ella, estirarse, mejorar su movilidad y hasta entrenar su sentido del equilibrio.

Quien permanezca mucho tiempo sentado podrá hasta cambiar su asiento habitual por la pelota, porque sentarse encima de ella conlleva automáticamente al movimiento y eso favorece la espalda.

No le tenga miedo a la pelota

La mayoría de las pelotas pueden llegar a soportar hasta un peso de más de cien kilos. No obstante, mucha gente tiene miedo a sentarse sobre ellas. El motivo: tienen miedo a que la pelota estalle. ¡No se preocupe! Hay pelotas especiales ABS *(Anti-Bursa-System)* en las que en ese caso el aire se escapa muy lentamente. Por lo que no tiene ninguna posibilidad de aterrizar sobre el suelo.

El primer contacto con la pelota

Al principio, se puede sentir un poco insegura si nunca se ha sentado encima de una pelota. Al final, se acostumbrará a su base inestable. Esto le ayudará:
➤ Incline la pelvis y póngase recta de nuevo.
➤ Haga movimientos circulares con la pelvis, primero en el sentido de las agujas del reloj, y luego en sentido contrario.
➤ Ruede con la pelota hacia delante y hacia atrás, luego hacia la derecha y hacia la izquierda.
➤ Mueva los pies hacia delante y hacia atrás. Busque la posición de los pies que le parezca más estable.

Ejercicio de balanceo

Este ejercicio sirve para ejercitar el equilibrio y estabilizar el cuerpo.
1. Siéntese erguida encima de la pelota.
2. Eleve un pie unos cuantos centímetros del suelo y manténgalo en el aire todo el tiempo que pueda. Cuando toque el suelo, cambie al otro pie.
3. Intente ahora elevar los dos pies. Cuente hasta diez.

---

consejo:

SOBRE LA PELOTA

➤ El diámetro de la pelota depende de su altura.

Altura	Diámetro
Hasta 155 cm	55 cm
Hasta 175 cm	65 cm
A partir de 175 cm	70 cm

➤ Si la pelota se utiliza como asiento, las nalgas tienen que situarse más altas que las rodillas. Los muslos deben caer ligeramente hacia abajo.

Los cuatro fantásticos

Cuatro ejercicios son suficientes para entrenar los grupos musculares más importantes de su cuerpo: estómago, espalda, muslos y nalgas.

Así los practicará correctamente

Tenga en cuenta los siguientes aspectos a la hora del entrenamiento:

➤ ¡No se dé prisa! ¡Intente realizar cada movimiento sólo con la fuerza de sus músculos! No coja impulso porque podría dañarse la espalda. Es conveniente realizar movimientos cortos y efectivos.
➤ En los ejercicios de suelo, túmbese sobre una colchoneta de gimnasio o de una manta.
➤ Realice una respiración correcta, espire cuando esté en tensión, inspire cuando se relaje.

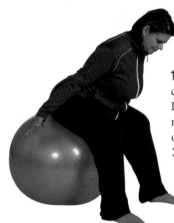

Inclinación hacia delante

Un entrenamiento completo para la espalda.

1. Siéntese sobre la pelota y coloque sus brazos a los lados. Las palmas de las manos mirando hacia delante con los dedos desplegados.
2. Inclínese hacia delante, sin torcer la espalda. Sienta la tensión en los músculos de la espalda.
3. Enderécese sin ningún tipo de impulso.
➤ Diez veces en total.

Mecedora

Este ejercicio fortalece toda la musculatura del estómago.

1. Siéntese sobre la pelota y alargue sus brazos hacia delante. Las palmas de las manos miran hacia arriba.
2. Inclínese hacia atrás, hasta que sienta una pequeña tensión en el estómago. La espalda debe quedar recta.
3. Vuelva lentamente a la posición inicial.
➤ Repita este ejercicio diez veces en total.

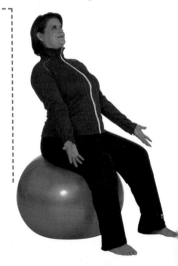

LOS CUATRO FANTÁSTICOS 17

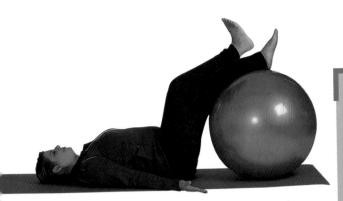

Reforzar la espalda
Así fortalecerá la parte delantera del muslo.
1. Acuéstese con la espalda sobre suelo y coloque las pantorrillas sobre la pelota.
2. Eleve el pie derecho unos centímetros hacia arriba de tal modo que no toque la pelota.
3. Estire y doble la rodilla alternativamente.
➤ Veinte veces y luego cambie de pierna.

Reforzar el estómago
Para terminar, ejercitará la parte posterior del muslo y las nalgas.

1. Acuéstese con el estómago tocando el suelo. Flexione los brazos y ponga las manos debajo de la frente.
2. Contraiga el estómago y las nalgas, y levante la pierna izquierda lentamente hacia arriba.
3. Baje la pierna lentamente. No apoye la pierna totalmente en el suelo.
4. Ahora elévela lentamente otra vez hacia arriba.
➤ Después de veinte repeticiones cambie de pierna.

consejo:
PARA EXPERTAS
Si usted siente que puede dar más de sí misma, haga el programa para expertas.
➤ Aumentará el grado de dificultad en los ejercicios de la «mecedora» y de la «inclinación hacia delante» si flexiona los brazos a la altura de los hombros y coloca las manos sobre la nuca (los codos hacia fuera).
➤ En el ejercicio de «reforzar la espalda», gire la pierna de la cadera ligeramente hacia delante antes de llegar a doblar la rodilla.
➤ El ejercicio «reforzar el estómago» aumenta el grado de dificultad si eleva el muslo de la pierna con la que está trabajando unos centímetros del suelo. Doble y estire la rodilla como de costumbre.

A toda máquina

¿Se ha apoderado de usted la ambición y desea hacer aún más por su cuerpo? Este entrenamiento con la cinta elástica es precisamente lo que estaba buscando, porque fortalece sobre todo los músculos del tronco superior. Estos músculos son especialmente importantes si tiene un gran contorno de pecho, porque una musculatura fuerte descongestiona la parte lumbar de la columna vertebral y previene dolores de espalda. A pesar de esto, los cuatro fantásticos pertenecen también a este grupo.

La postura marca la diferencia

Los ejercicios darán resultados sólo si la postura del cuerpo es la correcta. Tenga en cuenta, por tanto, las siguientes reglas:

➤ Siéntese de forma erguida sobre la pelota. Estire conscientemente los dos omóplatos hacia abajo y hacia atrás. Imagínese que su cabeza está unida a una manta a través de un hilo fino. Así se endereza automáticamente y la espalda, el cuello y la cabeza forman una línea.

➤ Realice todos los movimientos lentamente y de forma consciente en concordancia con su respiración. Mantenga la respiración aunque algunas veces sea agotador.

➤ Nunca estire los brazos totalmente para no sobrecargar los codos innecesariamente.

➤ Para proteger las muñecas no flexione las manos, sino que debe formar una línea con el antebrazo y el dorso de la mano.

➤ Al principio realice cada ejercicio diez veces. Si siente que no da el máximo de sí, inténtelo con 15 hasta 20 repeticiones.

➤ ¿Las 20 repeticiones ya no presentan un desafío para usted? Entonces aumente la resistencia cogiendo de forma más estrecha la cinta o utilizando una cinta más fuerte (ver información página 19).

Estiramiento de brazos

Un ejercicio para los músculos de la espalda.

1. Coja los dos extremos de la cinta elástica y eleve los brazos estirados sobre la cabeza.
2. Doble el brazo derecho y estírelo hacia abajo. Espire durante este movimiento.
3. Durante la inspiración, eleve lentamente el brazo hacia arriba.

➤ Cambie de brazo tras diez repeticiones.

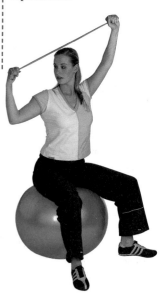

A TODA MÁQUINA

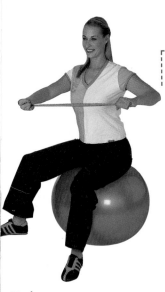

El ala del águila
De esta manera fortalecerá la parte situada entre los omóplatos.

1. Coja los dos extremos de la cinta elástica y eleve los brazos hacia delante a la altura de los hombros.
2. Cuando espire, tire del brazo izquierdo a la altura de los hombros.
3. Llévelo lentamente hacia delante e inspire.
➤ Después de diez repeticiones empiece con el brazo derecho.

Mariposa
Con este ejercicio entrenará los músculos del pecho.

1. Coja los dos extremos de la cinta elástica y pásesela por detrás de la espalda.
Los brazos están flexionados, las manos están a la altura de los hombros y los dorsos de las manos miran hacia arriba.
2. Al espirar estire el brazo derecho.
3. Al inspirar lleve el brazo a la posición inicial.
➤ Después de diez repeticiones cambiar de brazo.

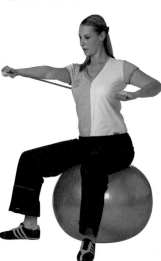

información:

EL MINI ESTUDIO DE GIMNASIA

Las cintas elásticas como terapia aportan una variación al entrenamiento y son especialmente efectivas. En los entrenamientos con cintas, deberá estar atento a los siguientes puntos:

➤ Los diferentes colores de las cintas indican los distintos grados de dificultad. Infórmese antes de adquirir una y elija para comenzar una cinta con una resistencia pequeña.

➤ Utilice su cinta con cuidado. Límpiela con regularidad con polvos de talco para que dure más. Busque pequeños rasguños y en caso de encontrarle algún desperfecto cámbiela.

➤ La cinta debe estar en tensión en cada ejercicio (también en la posición inicial). Cuanto más se enrolle la cinta en la mano, mayor será la tensión.

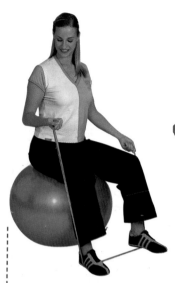

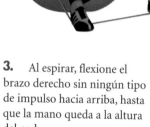

Estirar los brazos

Con el siguiente ejercicio, al contrario que con la flexión de brazos, trabajará los tríceps.

1. Coja los dos extremos de la cinta elástica y ponga los dos pies sobre ella.
2. Flexione los codos y tire de ellos hacia su cuerpo. Los dorsos de las manos miran hacia fuera.
3. Inclínese ligeramente con la espalda erguida hacia delante. Esté atenta a que el estómago tenga suficiente espacio entre las piernas.
4. Al espirar eleve el brazo derecho lentamente hacia arriba.
5. Al inspirar vuelva con el brazo lentamente a la posición inicial.
➤ Cambie de lado tras diez repeticiones y entrene el brazo izquierdo de la misma manera.

Flexionar los brazos

Ahora se fortalecerán los bíceps del brazo.

1. Coja los dos extremos de la cinta elástica y ponga los dos pies sobre ella.
2. Deje las manos colgando. Las palmas de la mano miran hacia delante. Mantenga los codos pegados al cuerpo.
3. Al espirar, flexione el brazo derecho sin ningún tipo de impulso hacia arriba, hasta que la mano queda a la altura del codo.
4. Al inspirar, estire de nuevo el brazo lentamente.
➤ Después de diez repeticiones cambie de lado y entrene el brazo izquierdo.

No olvide los estiramientos

Al entrenar no olvide estirarse con frecuencia. Piense en los pectorales sobre todo si tiene una talla de pecho muy grande, porque estos músculos tienden a recortarse.

Tómese su tiempo

Tómese su tiempo para los estiramientos y realice los movimientos de forma muy consciente. Los siguientes puntos son válidos para todos los entrenamientos:

➤ Estírese siguiendo el ritmo de su respiración.
➤ Todos los ejercicios descritos son estiramientos dinámicos. Realice pequeños movimientos de manera suave y lenta.
➤ Empiece un estiramiento profundo sólo si siente bienestar. No puede doler. Cuídese.

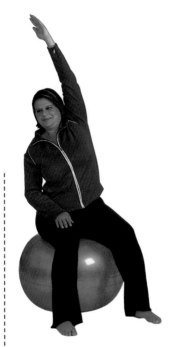

Bailarina

Empiece estirando los músculos del estómago y de la espalda.

1. Siéntese de forma erguida y coloque su mano derecha de forma relajada sobre su pierna derecha. Eleve su brazo izquierdo hacia arriba. Imagínese que están tirando de su brazo hacia arriba.

2. Tire hasta sentir un estiramiento agradable en los lados del tronco. Cuanto más se incline hacia un lado, mayor será el estiramiento. Mantenga la posición.

3. Al inspirar suavice el estiramiento bajando el brazo unos centímetros. Al espirar, fortalezca el estiramiento elevando el brazo de nuevo hacia arriba.

➤ Repita estos pequeños movimientos en coordinación con la respiración diez veces. Cambie después de lado.

consejo:

ESTIRAMIENTO RELAJADO

➤ Al estirarse siéntese de forma erguida sobre la pelota o póngase derecha.

➤ Proteja su columna vertebral y deje la espalda recta.

➤ El estiramiento relaja aún más si pone una música tranquila de fondo.

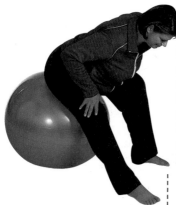

3. Suavice el estiramiento cuando inspire. Al espirar fortalezca la tensión otra vez inclinándose de nuevo hacia delante.
➤ Después de diez repeticiones empezar con la pierna izquierda.

La parte posterior del muslo

Ahora ha llegado el turno de estirar la parte posterior del muslo.

1. Siéntese de forma erguida sobre la pelota. Estire la pierna derecha hacia delante y coloque las dos manos sobre el muslo de manera que los pulgares miren hacia dentro y los dedos restantes hacia fuera. Deje caer la pelvis hacia delante.

2. Inclínese con la espalda recta hacia delante hasta que sienta que está estirando la parte posterior de la pierna derecha. Mantenga la posición un poco.

La parte delantera del muslo

Después de haber trabajado la parte posterior del muslo, comenzaremos a estirar la delantera.

1. Colóquese recta detrás de una silla, flexione la pierna derecha hacia atrás y coja la articulación del pie con la mano derecha. Contraiga ligeramente el estómago y las nalgas.

2. Sienta como se estira la parte posterior de la pierna a la altura donde el muslo se une al tronco. Mantenga un poco esa posición y espire.

3. Relaje el estómago y las nalgas cuando inspire.

4. Al espirar refuerce el estiramiento contrayendo de nuevo el estómago y las nalgas.

➤ Repetir diez veces coordinando la respiración, luego estirar la pierna izquierda.

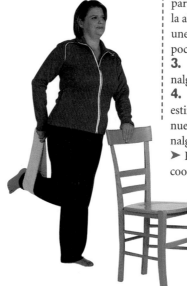

Consejo: Si no alcanza el pie con la mano, ayúdese con una toalla.

No olvide los estiramientos 23

Recibimiento

Ejercicio de estiramientos para los pectorales.

1. Quédese de pie, abra los brazos y elévelos hasta la altura de los hombros. Las palmas de las manos mirando al cielo. Tire de los hombros conscientemente hacia abajo y hacia atrás.

2. Sienta cómo se estiran los pectorales y mantenga un poco la posición.

3. Suavice el estiramiento llevando los brazos unos centímetros hacia delante.

4. Al espirar refuerce el estiramiento tirando nuevamente de los brazos hacia atrás.

➤ Repita el ejercicio diez veces en total.

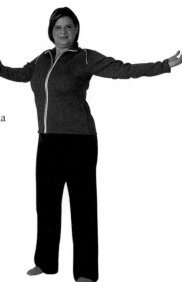

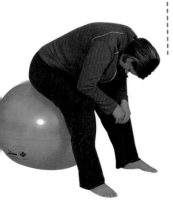

El cochero

Para concluir estirará la espalda y las nalgas.

1. Siéntese de nuevo sobre la pelota. Abra las piernas hasta que su estómago tenga sitio suficiente. Apoye los codos sobre los muslos y déjese caer hacia delante.

2. Aumente la sensación de estiramiento arqueando la espalda al espirar. Mantenga la posición un poco.

3. Suavice el estiramiento relajándose al inspirar.

➤ Repita el estiramiento diez veces y relájese.

Consejo: Cuanto más se incline hacia delante y más arquee la espalda, más estirará los músculos de las nalgas.

Pilates: suave y efectivo

Cuando se tienen unos kilos de más es habitual padecer dolor de espalda. Para remediarlo sólo es posible adquiriendo una musculatura del tronco fuerte y estable. Con los siguientes ejercicios Pilates, conseguirá rápidamente fortalecer el estómago y la espalda.

El secreto de Pilates

Joseph Pilates combinó elementos del baile, del yoga, de la gimnasia y de otras formas de ejercicios para conseguir su famoso entrenamiento. Perseguía con ello una unidad total, dirigirse al cuerpo y a la mente por igual y equilibrarlos. El resultado es que mientras mejoramos nuestro cuerpo, cambiamos también nuestro interior.

Al contrario que en el entrenamiento clásico, aquí se ejercitan más grupos musculares a la vez, sobre todo se refuerza y estabiliza el centro del cuerpo, se da forma al tronco y se calma la espalda. De esta manera, se eliminan los bloqueos del cuerpo para que la energía pueda fluir libre de nuevo.

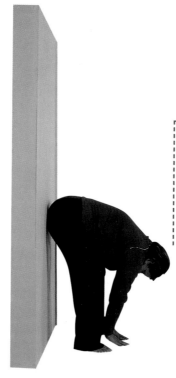

Los brazos hacia abajo

Así ejercitará su columna vertebral.

1. Colóquese de espaldas a la pared a un pie de distancia. Abra las piernas de tal manera que el estómago pueda caber entre ellas si se inclinase.
2. Flexione un poco las rodillas y apóyese con el tronco estirado en la pared.
3. Al espirar deje caer la cabeza suavemente hacia delante y baje poco a poco la columna vertebral, vértebra a vértebra, hacia abajo hasta que pueda tocar el suelo con las manos. Si lo encuentra más cómodo puede flexionar un poco más las rodillas.
4. Inspire y vuelva lentamente a la posición inicial.

➤ Repita el ejercicio sin pausas de seis a ocho veces.

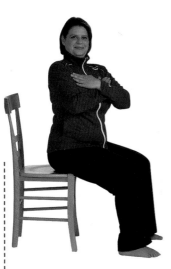

Girando la columna

El siguiente ejercicio fortalece los músculos del estómago y de la espalda.

1. Siéntese en una silla con la espalda recta y con las piernas bien abiertas. Cruce los brazos sobre el pecho y coloque las manos sobre los hombros.
2. Cuando espire, gírese con la posición erguida hacia la derecha.
3. Al inspirar vuelva al centro. Gírese luego hacia la izquierda y de vuelta.

➤ Repítalo todo como mínimo de cuatro a seis veces.

Natación

Un ejercicio para toda la parte posterior del cuerpo.

1. Acuéstese mirando hacia el suelo. Si se sintiese incómoda, coloque un cojín o una toalla doblada debajo de su pecho y/o estómago.
2. Estire ambos brazos hacia delante y tire de los hombros hacia atrás y hacia abajo.
3. Contraiga barriga y nalgas y eleve los brazos y las piernas unos centímetros del suelo.
4. Espire y eleve el brazo derecho junto con el pie izquierdo unos centímetros más alto. Bájelos al inspirar pero que no lleguen a tocar el suelo. Procure durante todo el ejercicio que su tronco no se mueva apenas. Realice tranquilamente movimientos cortos.

➤ Cambie de lado después de seis a ocho repeticiones.

Consejo: Si el ejercicio le parece difícil, ejercite primero sólo las piernas y apoye la frente sobre los brazos o sobre un cojín. Después relaje las piernas y comience con los brazos.

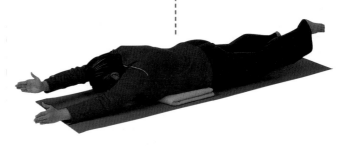

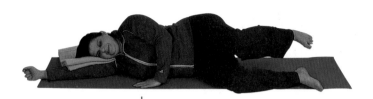

Patada lateral

Ahora es el turno de la musculatura del muslo y del tronco.

1. Gírese sobre un lado y apoye la cabeza sobre el brazo estirado. Si el cuello quedase inclinado hacia abajo coloque un cojín o una toalla entre el brazo y la cabeza.

2. Apóyese con el otro brazo en el suelo delante del tronco. Tire del estómago y de la espalda y de los hombros hacia atrás hasta que la columna vertebral se quede recta.

3. Flexione la rodilla y llévela hacia el estómago. El tronco y el muslo forman un ángulo recto. Tenga en cuenta que las articulaciones de los pies, las rodillas y de las caderas están superpuestas.

4. Eleve la pierna que está encima como máximo diez centímetros del suelo. Muévala hacia atrás y hacia delante. El tronco y la pelvis no se deben mover.

➤ Repita el ejercicio de cuatro a seis veces, gírese hacia el otro lado y repita la serie con la otra pierna.

Presión en la espalda

La siguiente unidad fortalece los músculos del estómago y ejercita la columna lumbar.

1. Pegue la espalda al suelo y apoye los pies separados a la altura de la cadera.

2. Cuando espire, presione la parte inferior de la espalda hacia el suelo y cuando inspire, suavice la presión.

➤ Repita diez veces y presione la espalda durante cuatro respiraciones.

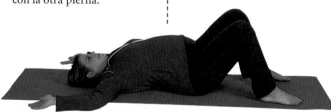

PILATES: SUAVE Y EFECTIVO

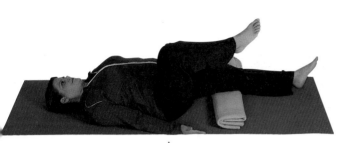

Círculos con las piernas

El siguiente ejercicio beneficia los músculos del tronco y de las piernas.

1. Manténgase acostada boca arriba, estire las piernas y coloque un cojín o una toalla enrollada debajo de las rodillas.
2. Tire de los hombros hacia atrás y hacia abajo, de tal modo que los omóplatos reposen totalmente sobre el suelo. Estire el cuello.
3. Eleve la pierna izquierda y flexiónela hasta conseguir un ángulo recto. Dibuje tres veces con la rodilla pequeños círculos en el aire. El resto del cuerpo no se deberá mover.
4. Cambie de dirección. Dibuje otros tres círculos.

➤ Ahora la pierna izquierda: tres círculos en cada dirección.

Estirar el cuello

El último ejercicio ayuda a ejercitar los músculos del cuello así como a relajar la musculatura de la nuca.

1. Túmbese cómodamente boca arriba. Flexione las piernas y apoye los pies sobre el suelo.
2. Tire de los hombros hacia atrás y hacia abajo, de tal modo que los omóplatos reposen totalmente sobre el suelo.

3. Espire y estire la cabeza hacia atrás (ilustración). Al inspirar vuelva a la posición inicial.
4. En la siguiente espiración lleve su barbilla hacia el pecho.
5. Intercale ambas posiciones entre cuatro y seis veces. Haga cada vez movimientos más cortos.
6. Gire la cabeza hacia la izquierda cuando espire y al inspirar sitúela otra vez en el centro, luego hacia la derecha, y otra vez de vuelta.

➤ Realizar de nuevo entre cuatro y seis veces.

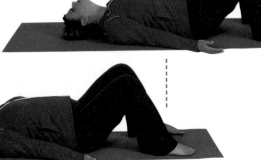

Entrenar al aire libre

Hacer ejercicio en plena naturaleza

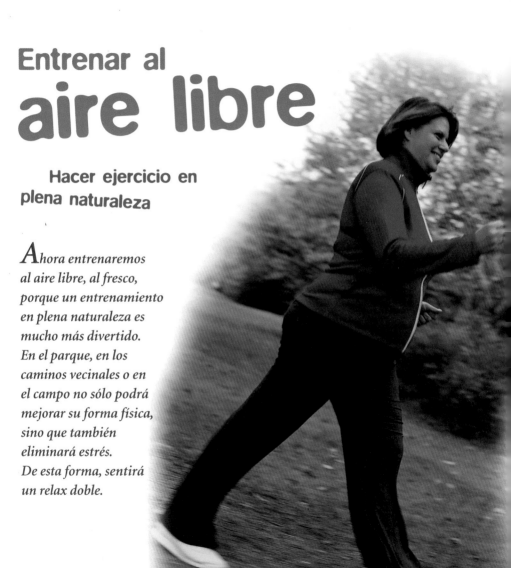

Ahora entrenaremos al aire libre, al fresco, porque un entrenamiento en plena naturaleza es mucho más divertido. En el parque, en los caminos vecinales o en el campo no sólo podrá mejorar su forma física, sino que también eliminará estrés. De esta forma, sentirá un relax doble.

Al aire libre
es donde mejor se está

Practicar deporte al aire libre ahuyenta el mal humor gracias a la luz solar y, dicho sea de paso, también cuando el cielo está repleto de nubes grises.
El buen humor nos ayuda a ser más constantes, por lo que debería intentar entrenar al aire libre siempre que disponga de tiempo.

No se avergüence

Desgraciadamente, muchas personas con sobrepeso no se atreven a practicar deporte en público. ¡Qué tontería! No se fije en los demás sino en sí mismo y en cómo realiza el ejercicio de forma correcta. No tiene por qué empezar yendo a nadar a una piscina descubierta. En vez de eso, puede ir en bicicleta a casa de una amiga y se dará cuenta de que la gente no la observa.

Motívese

¿No se atreve sola? Vaya con una amiga o busque compañeros en el periódico o en Internet. Si toma parte en algún curso en el gimnasio, propóngaselo a alguna compañera. Seguro que algunas de ellas tienen ganas de entrenar al aire libre. Si no encuentra a nadie, siempre puede ir con su perro. Nadie le mirará de forma extraña llevando a su perro de paseo. Un aspecto a su favor: Pasear al perro puede ser muy variado (correr, ir en bicicleta, jugar a pelota, tirar palos) y además conocerá a muchísima gente.

El equipamiento

Intente conseguir un equipamiento especial a través de familiares o amigos. Pruebe primero si le divierte ese tipo de deporte, antes de entrar en gastos innecesarios.

---

consejo:

EL HÁBITO HACE AL MONJE

A la hora de practicar algún tipo de deporte, deberá tener en cuenta la ropa, ya que es importante que se sienta cómoda.

▶ Si le rozan los muslos, los pantalones deberán estar cortados arriba de forma muy fina y no deberán tener una entrepierna muy estrecha. Si le gusta llevar pantalones anchos, póngase debajo unos pantalones de ciclista o unos pantys.

▶ Si le roza la piel entre el brazo y el tronco, entonces es mejor que utilice camisetas finas que tengan las mangas más bien estrechas y que empiecen a la altura del sobaco. Quien quiera se puede poner encima otra camiseta.

▶ Utilice un buen sujetador deportivo con asillas grandes que le sujete el pecho y que sea cómodo.

▶ En muchos deportes, sus pies deben soportar el peso de todo el cuerpo. Para que no soporten tanta carga debería usar un buen calzado deportivo que la amortigüe.

Un **entrenamiento** suave, **pasear**

Al pasear a un ritmo rápido mejoramos nuestro rendimiento. Sólo necesita un calzado cómodo con suelas flexibles y que sujeten.

información:

PLAN DE CUATRO SEMANAS PARA PRINCIPIANTES

¿Tiene usted mucho sobrepeso o no ha realizado nunca ningún tipo de deporte? Con este programa de paseo para principiantes seguro que lo logra. Tenga en cuenta su frecuencia cardíaca:

Primera semana: tres veces diez minutos con una FCM del 50-60 %.
Segunda semana: cuatro veces diez minutos con una FCM del 50-60 %.
Tercera semana: dos veces quince minutos con una FCM del 50-60 %; dos veces diez minutos con una FCM del 60-70 %.
Cuarta semana: dos veces veinte minutos con una FCM del 50-70 %, dos veces quince minutos con una FCM del 60-70 %.

Antes y después de pasear

Pasear es un ejercicio muy bonito. No obstante, deberá tener en cuenta las siguientes reglas básicas:

➤ Comience con un ritmo moderado y vaya subiéndolo despacio.
➤ No termine el paseo de forma brusca, disminuya la velocidad lentamente hasta que su pulso descienda a un nivel normal.
➤ Al terminar, estire la parte delantera y posterior del muslo al igual que las pantorrillas.

Estiramientos en posición vertical

Después de pasear, estire los músculos de la parte posterior del muslo y las pantorrillas.

1. De pie y erguida coloque la pierna izquierda hacia delante. Su peso recaerá sobre la pierna derecha.
2. Ponga sus manos sobre los muslos. Los pulgares miran hacia dentro y el resto hacia fuera.
3. Flexione el pie que tiene más atrás (derecho) y empuje las nalgas hacia atrás y hacia abajo hasta que sienta el estiramiento en la parte posterior del muslo. Mantenga un poco esa posición.
4. Cuando espire, tire de la punta del pie hacia el cuerpo para poder sentir también el estiramiento en las rodillas y en las corvas.
5. Al inspirar relaje el pie.

➤ Tire del pie durante diez respiraciones y relájelo de nuevo. Estire después la otra pierna.

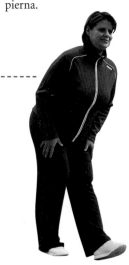

Un entrenamiento suave, pasear

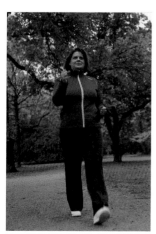

Quemar calorías y reforzar la mente.

La técnica correcta

Aprender la técnica correcta para pasear es muy sencillo. Siguiendo sólo cinco pasos conseguirá alcanzar su meta.

1. Manténgase erguida. El estómago y la espalda están derechos, el cuello estirado y los hombros relajados hacia atrás y hacia abajo.
2. Dé el primer paso: Ponga el talón en el suelo y pise conscientemente hasta apoyar los dedos de los pies. Con la parte delantera del pie coja impulso para realizar el siguiente paso.
3. Tenga en cuenta sus rodillas. Tienen que estar relajadas y ligeramente flexionadas.
4. Flexione sus codos unos 90º. Cierre sus manos en puños. Deje que sus brazos se balanceen al ritmo de las piernas: si da un paso con la pierna izquierda acompáñela con el brazo derecho y al revés. Cuando lleve el brazo hacia delante, las manos se elevarán hasta la altura de los hombros. Luego lleve su brazo de nuevo junto a su cuerpo.
5. Suba la intensidad aumentando la frecuencia de los pasos (pasos más rápidos) o caminando sobre una superficie difícil.

Paseo nórdico

Con la variante nórdica, sus articulaciones sufren una carga inferior que con el paseo normal, porque el peso no se reparte sólo sobre sus pies sino también sobre dos bastones, llamados «poles».

Más ventajas:

➤ El efecto sobre el corazón y sobre la circulación será más intenso porque se ejercitan más grupos de músculos, sin tener que sudar más.
➤ Fortalecerá, además, la musculatura de su espalda, de sus hombros y de sus brazos.
➤ Quemará un 40 % más de calorías.

información:

PLAN DE CUATRO SEMANAS PARA EXPERTOS

¿Sólo tiene un ligero sobrepeso o se mueve mucho durante el día? Entonces podrá empezar de la siguiente manera:

Primera semana: cuatro veces veinte minutos con una FCM del 60-70 %.
Segunda semana: dos veces veinticinco minutos y dos veces veinte minutos con una FCM del 60-70 %.
Tercera semana: dos veces treinta minutos y dos veces veinte minutos con una FCM del 60-70 %.
Cuarta semana: dos veces treinta y dos minutos y dos veces veinticinco minutos con una FCM del 60-70 %.

Ruedas fantásticas: patinaje en línea

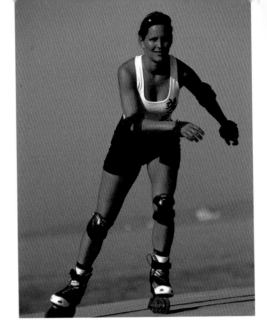

Si patina mejorará su forma física y además perderá algunos kilos.

Cuando se patina en línea, no se dañan las articulaciones porque el cuerpo no sufre ningún tipo de carga. Al mismo tiempo se entrena el sentido del equilibrio, pero hay una restricción: si tiene problemas de rodillas, deberá contar con una buena musculatura en la pierna para poder estabilizar suficientemente la rodilla.

El equipamiento

Es muy importante disponer de un buen equipamiento para que no le suceda nada cuando patine, ya que puede llegar a adquirir bastante velocidad.

Los patines adecuados

Cómprese unos patines que le vayan realmente bien. El roce y la presión nos pueden provocar ampollas. Algunos modelos cuentan con un sistema de freno y sólo hace falta colocar el pie hacia delante para que el freno toque el suelo.
Estos tipos de patines son recomendables para la gente que se preocupa por sus rodillas, ya que con ellos podrá frenar sin tener que girarlas.

El equipamiento de protección

Consiga un equipo completo: Además del casco (se puede utilizar el de la bicicleta)

---

información:

PLAN DE CUATRO SEMANAS PARA PRINCIPIANTES

¿Sólo se ha inscrito en cursos para principiantes, tiene bastante sobrepeso y lleva una vida muy tranquila? Entonces es mejor empezar despacio.

Primera semana: tres veces quince minutos con una FCM del 50-60 %.
Segunda semana: tres veces dieciocho minutos con una FCM del 50-60 %.
Tercera semana: tres veces veinte minutos con una FCM del 50-70 %.
Cuarta semana: tres veces veinticuatro minutos con una FCM del 50-70 %.

deberá llevar protecciones para las rodillas, las muñecas y los codos. Busque materiales que se adapten bien a su cuerpo: los protectores para las rodillas y los codos suelen ser de material elástico para garantizar un movimiento óptimo. Estos protectores suelen ser estrechos y aprietan las rodillas y los codos gruesos. Los adhesivos de velcro suelen ser más apropiados y si los protectores le quedasen estrechos, alárguelos con un trozo de velcro.

Se aconsejan clases particulares

¿Nunca ha patinado en línea y no se atreve a intentarlo? Existen gimnasios y asociaciones que ofrecen cursos para principiantes, donde le enseñarán las técnicas básicas. Los entrenadores le ofrecerán las pautas para patinar de forma prudente. Otra ventaja de estos cursos: En grupo se consigue un entrenamiento mucho más divertido.

La postura correcta

La postura correcta se puede describir en pocas palabras, pero los siguientes consejos no pueden sustituir un curso:
➤ La postura del cuerpo debe ser erguida y relajada. Las rodillas no deben ir firmes y la parte superior del cuerpo estará ligeramente inclinada hacia delante. Cuando patine, las articulaciones de las caderas, las rodillas y los tobillos deberán estar en línea. Sin embargo, el pie que se desliza deberá estar un poco flexionado.
➤ Al principio, sólo patine sobre superficies planas y practique desde el principio la forma de frenar.
➤ Incremente poco a poco la intensidad, empujándose con más fuerza, patinando más rápido o buscando una superficie más difícil.

Antes y después

Antes de empezar, haga un calentamiento patinando diez minutos de manera muy suave. Como en todo tipo de deportes, concluya el entrenamiento estirando los músculos cargados. Las siguientes partes musculares deberán tenerse en cuenta: pantorrillas *(ver página 44)*, muslos, pectorales y espalda *(ver páginas 22 y siguientes)*.

información:

PLAN DE CUATRO SEMANAS PARA EXPERTOS

¿Tiene un día a día bastante activo, practica algún tipo de deporte o sólo tiene un ligero sobrepeso? Entonces logrará realizar este programa.

Primera semana: tres veces treinta minutos con una FCM del 60-70 %.

Segunda semana: tres veces treinta y cinco minutos con una FCM del 60-70 %.

Tercera semana: dos veces treinta y cinco minutos con una FCM del 60-70 % y dos veces veinte minutos con una FCM del 60-80 %.

Cuarta semana: dos veces treinta y ocho minutos con una FCM del 60-70 % y dos veces veinticinco minutos con una FCM del 50-70 %.

Súbase en una bicicleta

Montar en bicicleta es uno de los clásicos del deporte, cuida nuestras articulaciones y además es un buen entrenamiento para mejorar el equilibrio. La elección de la bicicleta depende de dónde la quiera utilizar: Usted puede montar una bicicleta de ciudad, de tour o de trekking, o una mountain bike todo terreno para utilizarla campo a través. La bicicleta de carreras es ideal si usted es un amante de la velocidad.

La colocación adecuada

El sillín deberá estar a la altura adecuada para no dañar las articulaciones.

➤ Cuando pedalee y su pie esté en la zona más baja, su rodilla deberá estar sólo un poco flexionada. Cuando esté quieta y recta lo más adecuado es que pueda tocar el suelo con la punta del pie.

➤ En posición sentada, debería llegar cómodamente al manillar. Cuanto más alto esté el manillar en comparación con el sillín, más erguida se podrá sentar, y eso es beneficioso para su espalda. Evite todas las posiciones en las que tenga que encorvar la espalda al agarrar el manillar.

Relajada hacia la meta

A pesar de que la mayoría de nosotros aprendimos a montar en bicicleta en nuestra niñez, es importante leer algunos consejos con los que avanzará de forma más relajada.

Una espalda recta

Intente mantener la espalda erguida cuando pedalee. La espalda y el estómago deben estar alineados, como si estuvieran unidos al cielo por un hilo muy fino. Empuje el esternón hacia delante y hacia arriba, y tire de los hombros hacia abajo y hacia atrás. Estire el cuello y empuje un poco la barbilla hacia el pecho. Cuando se detenga en un semáforo en rojo, mueva los brazos (súbalos o bájelos) para que los músculos no se tensen.

Cambie de marcha

Varíe la intensidad del esfuerzo subiendo la velocidad o conduciendo sobre un terreno llano.

---

información:

PLAN DE CUATRO SEMANAS PARA PRINCIPIANTES

¿Tiene mucho sobrepeso y hace mucho tiempo que no practica ningún tipo de deporte? Logrará realizar este plan sin dificultad:

Primera semana: tres veces quince minutos con una FCM del 50-60 %.

Segunda semana: cuatro veces quince minutos con una FCM del 50-60 %.

Tercera semana: dos veces dieciocho minutos con una FCM del 50-60 % y dos veces diez minutos con una FCM del 60-70 %.

Cuarta semana: dos veces veinte minutos con una FCM del 50-70 % y dos veces quince minutos con una FCM del 60-70 %.

SÚBASE EN UNA BICICLETA 35

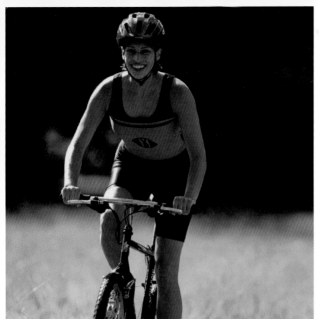

Con la mountain bike campo a través. Esto no es sólo beneficioso para la condición física, sino que mejora nuestra capacidad de coordinación.

...y expertos
Tendrá más dificultad si

➤ sube cuestas,
➤ lleva el viento en contra,
➤ conduce sobre un terreno irregular como caminos forestales.

Estirarse un poco
Estire las piernas y el tórax después de montar en bicicleta *(ver página 22 y siguientes)*.

Muy importante: Cambie a una marcha inferior porque así deberá pedalear más, lo que será más beneficioso para sus rodillas.

Los amortiguadores ayudan a descargar
Las bicicletas que llevan amortiguadores no sólo descargan la espalda, sino que hacen más confortable el paseo. Con estos modelos, no sentirá ni las piedras pequeñas ni las irregularidades sobre el terreno.

El sillín adecuado
Pruebe diferentes sillines y cómprese un modelo que le vaya bien. No se deje intimidar por extraño que le resulte un sillín ancho, porque es muy cómodo.

Para principiantes...
Será menos agotador si

➤ conduce en línea recta,
➤ lleva el viento a favor,
➤ conduce sobre un terreno llano como el asfalto.

---

información:

PLAN DE CUATRO SEMANAS PARA EXPERTOS
¿Tiene sólo un poco de sobrepeso y está bastante en forma? Entonces comience de esta manera.
Primera semana: cuatro veces veinte minutos con una FCM del 60-70 %.
Segunda semana: dos veces veinte minutos y dos veces veinticinco minutos con una FCM del 60-70 %.
Tercera semana: cuatro veces veinticinco minutos con una FCM del 60-70 %.
Cuarta semana: dos veces veinticinco minutos con una FCM del 60-70 % y dos veces treinta minutos con una FCM del 60-70 %.

El Top 10 de los deportes

No todos los tipos de deportes son adecuados para la gente con sobrepeso, pero en los diez siguientes, seguro que puede participar sin ningún problema. Todo lo que necesita saber de una modalidad deportiva lo podrá ver de un vistazo:
+ Ventajas
− Inconvenientes
? ¿Sabía usted...?
= conclusión.

Aquajogging
+ Beneficioso para las articulaciones.
− Puede resultar costoso dependiendo del centro. Pregunte por las ofertas. Otra desventaja: Llevar poca ropa hasta las caderas no le gusta a todo el mundo.
? Averigüe si su reloj que mide el pulso es resistente al agua.
= Si usted está un poco en forma y le gusta estar en el agua, el aquajogging es energía total.

Cross-Training
+ Muy variado.
− Debe practicar y dominar varios deportes.
? Puede elegir en cada entrenamiento un tipo de deporte o puede variar de modalidad en el mismo entrenamiento: por ejemplo caminar 15 minutos, luego patinar y montar en bicicleta.
= Recomendado especialmente a quien le guste variar. Debido a todas sus formas de entrenamiento, el cuerpo se modela de forma equilibrada.

Montar en bicicleta
+ Independencia de gimnasios y es un entrenamiento que se puede integrar fácilmente en el día a día.
− Cuanto más pese, más estable deberá ser su bicicleta, lo que puede resultar caro.
? ¿No sabe montar en bicicleta? Puede aprender en un curso especial para adultos.
= Con una bicicleta adecuada es el deporte ideal para el día a día (*ver también páginas 34-35*).

Gimnasia para gente con sobrepeso
+ Motivación por entrenar en grupo bajo las mismas circunstancias.
− No en todos los centros se ofertan cursos para gente con sobrepeso.
? Pregunte por la formación del monitor y pida participar en una hora de prueba.
= Un entrenador con una buena formación puede motivar muchísimo.

Patinaje
+ Si domina la técnica hay pocas posibilidades de que las articulaciones se carguen.
− El equipamiento no es muy barato.
? Tener una buena técnica y el conseguir patinar de una forma segura deberían aprenderse en un curso.
= Si tenemos la técnica adecuada, el ir patinando por la vida es realmente maravilloso (*ver páginas 32-33*).

Paseo nórdico
+ A través de los palos se descargan las articulaciones notablemente y se queman muchas calorías.

El Top 10 de los deportes

− Resulta extraño para algunos ya que es como el esquí de fondo pero sin esquíes. Además necesita los bastones (poles).
? Cada vez más se ofertan cursos donde se explican las bases de este deporte.
= Más efectivo y beneficioso que pasear.

Remo
+ Muy beneficioso para la espalda.
− O se inscribe en un club o alquila regularmente una barca (alternativa: gimnasio).
? Si alquila una barca tenga cuidado con las corrientes y las mareas.
= El deslizarse suavemente por el agua es para muchos deportistas con sobrepeso un sueño.

Natación
+ No hay nada más beneficioso para las articulaciones. Hasta la pueden realizar personas que sufren artrosis.
− El camino de los vestuarios a la piscina puede hacerse muy largo.
? ¿No sabe nadar? Pregunte por un curso de natación para adultos. Averigüe si su reloj para medir el pulso es resistente al agua.
= Si se atreve, la natación es un entrenamiento muy bueno para todo el cuerpo, también para principiantes.

Esquí de fondo
+ ¿Qué hay mejor que deslizarse sobre la nieve intacta sin cargar las articulaciones?
− Da igual si compra el equipamiento o si lo alquila: siempre tendrá que invertir un poco de dinero.
? Elija al principio pistas llanas sin pendientes.
= Se trata de un entrenamiento muy beneficioso para todo el cuerpo con muchos componentes de relajación, mientras haya bastante nieve disponible.

Pasear
+ Sólo necesita un buen calzado y puede pasear por cualquier sitio.
− Si hace mal tiempo tiene que hacer un esfuerzo. Una buena ropa deportiva le ayudará.
? Cada vez hay más asociaciones que organizan grupos, donde podrá encontrar gente como usted.
= Un deporte para el día a día maravilloso *(ver páginas 30-31).*

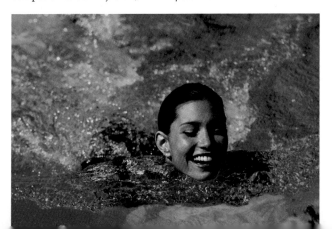

Dentro del agua todo se hace más ligero y parece que no pesemos.

Pausas con poder beneficioso

Ejercicios para despejar la mente

¿Tiene el cuello tenso, las piernas hinchadas y no está nada inspirado? Por suerte, hay un programa SOS rápido para trabajadores agotados. No importa si tiene que reponer energías, relajarse un momento o estirar los músculos tensos, para estos ejercicios siempre se dispone de tiempo.

Ponerse en forma en el trabajo

Nuestra curva de rendimiento baja sobre todo por las mañanas, durante el mediodía y al final de la tarde y con ella nuestra concentración. Tómese un descanso y muévase, le despertará y proporcionará nuevas ideas.

Conseguirlo gracias al cambio

Cuanto más tiempo permanecemos sentados, más se resiente la espalda porque a nuestros músculos no les gusta permanecer en la misma postura durante mucho tiempo.
Intente realizar algunos movimientos de vez en cuando, para no llegar a esos extremos.

➤ No mantenga durante mucho tiempo la misma postura. Descargue los músculos y las articulaciones cambiando a menudo de posición.

➤ Intente levantarse y caminar por la oficina cuando tenga que estar mucho tiempo sentado y si es posible intente cambiar de asiento: de una silla a una pelota, luego a un taburete y de vuelta a la silla.

➤ Si tiene que estar mucho tiempo de pie, intente situar un pie más alto que el otro y cambie de calzado durante el día.

Ayuda rápida para bloqueos mentales

En la kinesiología *(ver ejercicios en consejo)* se cruzan brazos, piernas y tronco con la mirada. De esta manera, se fomenta el trabajo conjunto de la parte derecha del cerebro (creativo) y de la izquierda (lógico) y eliminará los bloqueos mentales. Además, los dos ejercicios eliminan tensiones corporales que pueden provocar dolores de espalda, dificultades de concentración y dolor de cabeza.

---

consejo:

EN FORMA RÁPIDAMENTE

Estos dos ejercicios kinesiológicos liberan la mente.

Coordinación-rodilla-mano

1. Póngase en pie.

2. Levante la rodilla izquierda y tóquela con la mano derecha. Baje lentamente la pierna hacia el suelo.

3. Cambio de pierna: Levante la pierna derecha y tóquela con la mano izquierda.

➤ Practíquelo de diez a veinte veces cambiando de pierna.

El gran ocho

1. Póngase en pie.

2. Estire los brazos a la altura del pecho hacia delante y una las dos palmas de las manos.

3. Pinte con las manos un ocho en el aire. Siga con la mirada los movimientos de las manos.

➤ Después de diez repeticiones cambie de dirección.

Reforzar el tronco

Con la realización de pequeños ejercicios en las pausas o entre dos llamadas telefónicas no sólo recargará energía, sino que también le ayudará a alcanzar el éxito en su entrenamiento. Si realiza los siguientes ejercicios diariamente notará los resultados muy rápido.

> **consejo:**
>
> **NO OLVIDE LOS ESTIRAMIENTOS**
>
> Después de cada ejercicio, haga un pequeño estiramiento. En las siguientes páginas encontrará los programas de estiramientos adecuados:
>
> ➤ Apoyo en la pared, *(ver página 23/acogida).*
>
> ➤ Apoyar la espalda, *(ver página 23/cochero).*
>
> ➤ Presión en los brazos, *(ver página 21/Bailarina).*

Mantener la postura

Justamente en el trabajo es muy importante mantener una postura adecuada, porque la mayoría de nosotros nos sentamos delante de la mesa de la oficina con la espalda encorvada. Un pecho grande puede además inclinarnos hacia delante. Por eso es importante poder controlar la posición del cuerpo: ¿Se sienta erguida con la espalda recta? ¿Están los dos pies pisando el suelo? ¿Están las caderas ligeramente inclinadas hacia delante? Los siguientes ejercicios le ayudarán a fortalecer los músculos.

Apoyo en la pared

Un entrenamiento estupendo para los músculos del pecho.

1. Colóquese recta frente a la pared a dos pies de distancia de esta.

2. Coloque las manos a la altura de los hombros en la pared. Los dedos miran hacia dentro.

3. Flexione los brazos e incline el cuerpo hacia la pared. Esté atenta a que todo el cuerpo se mantenga erguido.

4. Alargue los brazos de nuevo y vuelva a la posición inicial. No estire los brazos del todo para evitar sobrecargar los codos.

➤ Repita el ejercicio en total diez veces.

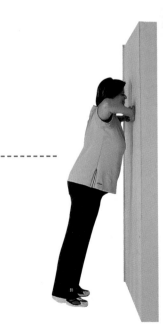

REFORZAR EL TRONCO 41

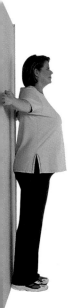

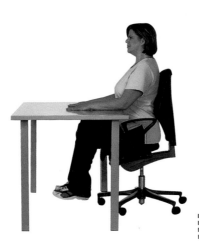

Apoyar la espalda
Esto refuerza la espalda.

1. Colóquese de espaldas a la pared, flexione un poco las rodillas y arrime la parte superior del cuerpo a la pared.
2. Estire los brazos a la altura de los hombros hacia los lados. La parte superior del brazo toca la pared, las palmas de la mano miran hacia delante.
3. Al espirar separe los brazos de la pared y al inspirar afloje la tensión.

➤ Repetir diez veces.

Presión en los brazos
Entrenamiento de fuerza mini para todo el cuerpo.

1. Siéntese recta delante de una mesa y coloque los antebrazos sobre la mesa (los dorsos de las manos mirando al techo).
2. Espire y presione las manos y los antebrazos sobre la mesa. Levante al mismo tiempo los dos pies del suelo. La espalda debe mantenerse recta.
3. Afloje la tensión al inspirar y coloque de nuevo los pies en el suelo.

➤ En total diez veces.

Relajarse
¿Tensa? Con este ejercicio relajará rápidamente todo el cuerpo.

1. Póngase derecha y agite los brazos y las piernas fuertemente.
2. Agítelos hasta que sienta un agradable hormigueo.

consejo:

RELAJAR LOS OJOS

Si se sienta mucho tiempo delante del ordenador, se le cansarán los ojos y le empezarán a escocer. Concédase de vez en cuando una pequeña pausa para relajarse.

1. Siéntese erguida sobre una silla.

2. Frótese las manos hasta que estén calientes.

3. Cierre los ojos y tápeselos con las manos ligeramente arqueadas.

4. Pinte con los ojos un ocho acostado.

➤ Después de diez vueltas cambie de dirección.

Simplemente desconecte

Vivimos en tensión y ajetreados. Por eso es importante concederse cada día momentos de relajación. Sólo de esta manera conseguiremos equilibrar nuestras fuerzas y volver a ser nosotras mismas.

Preparación

Para que realmente pueda desconectar, debe conseguir una habitación donde nadie le moleste.

➤ Explíqueles a sus amigos y familiares que hay momentos en los que uno no puede ser molestado.

➤ Desconecte el fijo y el móvil.

➤ Desarrolle un ritual de relajación propio. Beba, por ejemplo, antes de empezar una taza de su té favorito.

➤ En caso de que tenga tendencia a quedarse dormida, ponga el despertador.

➤ Deje que la «meditación» se acerque. No tiene que suceder nada espectacular, sólo debe llegar a la tranquilidad.

➤ Si tiene que pensar en algo, no reprima sus pensamientos sino recúbralos como nubes en el cielo. Vuelva a la relajación.

➤ Termine su pausa de relax suavemente. Quédese un momento sentada o acostada.

➤ Respire al final de la fase de relajación cuatro veces profundamente con el estómago y espire. Después abra los ojos.

Relajación

Un programa de relajación rápido que se puede practicar fácilmente.

1. Acuéstese cómodamente y cierre los ojos.

2. Concéntrese en su respiración. Sienta como inspira y espira.

3. Cada vez que respire piense en la palabra «relajación», del mismo modo sienta cómo la respiración fluye en usted lenta y largamente.

4. Continúe hasta que la autosugestión haga su efecto y se sienta muy tranquila.

Contar las respiraciones

En este método de relajación, contará simplemente las respiraciones.

1. Acuéstese o siéntese cómodamente.

2. Concéntrese en su respiración, en cómo viene y va.

3. Empiece a contar su respiración. Cuando llegue a cuatro, vuelva a empezar. También si se pierde contando o no está seguro en qué número se ha quedado, vuelva con el número «uno».

4. Cuente hasta que sienta cómo le invade la relajación.

Relajación muscular

La relajación de los músculos es una posibilidad maravillosa: Concentrarse uno mismo y a la vez relajarse activamente. El método es muy sencillo. A través de tensar y destensar conscientemente, desaparecen las tensiones físicas y el estrés. Los beneficios de la relajación muscular: Si la practica regularmente, llegará pronto a un estado donde se podrá relajar casi por orden propia. De esta manera, se pueden eliminar el ajetreo y el estrés. Concéntrese y relájese. Así funciona:

1. Piense de cuánto tiempo dispone y qué partes de su cuerpo necesitan relajarse.

2. Acuéstese o siéntese cómodamente en una silla con apoyabrazos. Si fuera posible, incline el respaldo ligeramente hacia atrás. Apoye los brazos.

3. Relaje un músculo conscientemente durante seis segundos. Concéntrese activamente en la sensación de tensión.

4. Piense en la palabra «relajación» y relaje el músculo. Sienta la relajación unos 30 segundos.

5. Cambie al siguiente músculo.

6. Mantenga durante todo el ejercicio los ojos cerrados y concéntrese solamente en tensar y relajar sus músculos.

7. Al final, permanezca un instante sentado y observe cómo su cuerpo está totalmente relajado después del ejercicio.

El miniprograma

Si realmente no dispone de tiempo, pero necesita reponer energías, tense simplemente todos los músculos y relájelos. Tres veces en total y entonces lo habrá conseguido.

---

consejo:

DIEZ MINUTOS DE RELAJACIÓN DE MÚSCULOS

▶ Haga un puño con la mano derecha y presione el antebrazo hacia abajo, relájese.

▶ Haga un puño con la mano izquierda y presione el antebrazo hacia abajo, relájese.

▶ Tire de la barbilla hacia el cuello, relájese.

▶ Presione las mandíbulas y haga una mueca, relájese.

▶ Tire de los hombros hacia las orejas, relájese.

▶ Separe los omóplatos, relájese.

▶ Tense el estómago, relájese.

▶ Flexione los dedos del pie derecho, tire de la punta del pie hacia el suelo y estire la rodilla, relájese.

▶ Flexione los dedos del pie izquierdo, tire de la punta del pie hacia el suelo y estire la rodilla, relájese.

▶ Tense todos los músculos y relájese.

Beneficioso para las piernas

Quien tenga que estar mucho tiempo sentado o de pie en el trabajo, conoce muy bien este problema. Las piernas se sienten pesadas, el calzado resulta incómodo y uno preferiría no dar ni un paso.

Fuerza para las pantorrillas

Las pantorrillas sufren sobre todo debido a las posiciones monótonas. Al mismo tiempo retarda la circulación en las venas, lo que hincha y pone las piernas pesadas. Esto le beneficiará:

➤ Tire de los dedos de los pies hacia arriba cuando esté sentada. Suba y baje los dedos.
➤ Flexione y estire de cuando en cuando la rodilla.
➤ Utilice calcetines.
➤ Si tiene frecuentes problemas con las piernas, debería visitar un médico para descartar posibles enfermedades.

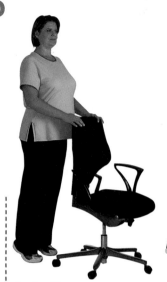

Pantorrillas

De la siguiente manera, reforzará la musculatura de las pantorrillas y beneficiará su circulación sanguínea.

1. Colóquese detrás de una silla y mantenga con las dos manos el respaldo. Relaje las rodillas.
2. Suba los talones y póngase de puntillas. Descienda a la posición inicial.
3. Camine de puntillas.

➤ Varíe de pierna entre diez y veinte veces.

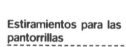

Estiramientos para las pantorrillas

Después de reforzar no se debe olvidar de estirar.

1. Colóquese recta frente a una pared.
2. Coloque el pie derecho hacia atrás.
3. Flexione la pierna izquierda y pegue el talón derecho al suelo. Presione al mismo tiempo con las dos manos en la pared. Mantenga el estiramiento unos 20 segundos.

➤ Cambie de pierna.

Salvación para el cuello

Un cuello tenso es algo que no siempre se puede evitar, sobre todo cuando uno tiene que permanecer mucho tiempo sentado. Pero usted puede hacer algo para que esa sensación de malestar desaparezca.

Fortalecer los músculos

Cuanto más fuerte sea la musculatura de su cuello, menor es el riesgo de sufrir tensiones. En caso de emergencia, le serán de gran ayuda unos suaves estiramientos.

Fortalecer el cuello

Un ejercicio para fortalecer la musculatura del cuello y de la cabeza.

1. Colóquese de forma erguida como si un hilo imaginario la uniera con el techo.
2. Ponga su mano izquierda sobre la frente. Al espirar presione con la mano sobre la frente y con la frente hacia la mano. Al inspirar afloje la tensión.
3. Ponga la mano a un lado de la cabeza. Espire y presione con la mano y la cabeza a la vez. Al inspirar afloje la tensión.
4. Repítalo todo con la mano derecha.
5. Ponga las dos manos en la nuca. Presione con las manos y con la nuca al espirar y al inspirar relájese.

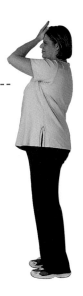

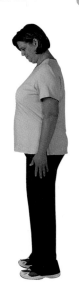

Relajar la espalda

Relajación para la musculatura del cuello y la cabeza.

1. Colóquese recta, tire de los hombros hacia abajo y hacia atrás y lleve la barbilla hacia el cuello.
2. Descienda su cabeza hacia el pecho. Sienta el estiramiento en la zona cervical. Después de tres respiraciones relájese.
3. Baje la cabeza hacia un lado y sienta la tensión en un lado del cuello.

➤ Descienda la cabeza alternativamente hacia delante y hacia ambos lados.

Buscar, encontrar

Índice alfabético

Adelgazar 6
Adiposis 6
Anti-Burst-System 15
Aquajogging 36
Artrosis 6-7
Autosugestión 42
Azúcar en sangre 7

Balanceo 15, 24
Beber 13
Bicicleta 34-35
Bloqueos 24
Bloqueos mentales 39

Calentar 10
Cambio alimenticio 12
Ciclo del corazón 8-9
Cinta terapéutica 18 y siguientes
Combinación de alimentos 12
Concentración 39
Condición 5
Cross-Training 36
Cuello tenso 45

Deportes de esfuerzo 1, 12
Depósitos de grasa 8
Desconectar 42

Diabetes 7
Dolor de cabeza 39
Dolor de espalda 11, 18, 39
Duración de entrenamiento 10

Ejercicios de fuerza 7
Entrenamiento 12
Entrenamiento al aire libre 26
Entrenamiento para mejorar el equilibrio 34
Entrenamiento poderoso 14 y siguientes
Equipamiento 29, 32
Esfuerzo 5
Esquí de fondo 37
Estirarse 5, 21 y siguientes, 30, 45

Frecuencia cardíaca 9
Fruta 13
Fuerza 5

Gimnasia para gente con sobrepeso 36
Grasa 13

Hidratos de carbono 12-13
Hipertensión sanguínea 6 y siguientes

IMC 6, 8
Índice de Masa Corporal 6

Kinesiología 39

Medición del pulso 9
Meditación 12
Metabolismo de las grasas 8
Molestias en metabolismos de las grasas 9
Montar en bicicleta 7, 29, 34, 36

Nadar 29, 37

Pasear 5, 7, 30-31, 33, 37
Paseo nórdico 31, 36-37
Patinaje en línea 5, 7, 32-33, 36
Pelota 15 y siguientes, 39
Pelota para sentarse, *(ver pelota)*

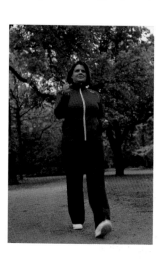

ÍNDICE ALFABÉTICO

Pilates 24 y siguientes
Presión sanguínea 6
Proteínas 13
Pulso en el entrenamiento 10

Qi Gong 6

Radical 12
Relajación 42-43
Relajación de los músculos 43
Relajarse 10
Reloj con pulsímetro 9
Remo 37
Respiración 7-42

Sillín 34-35
Sobrepeso 6

Tai Chi 6

Venas 44
Verduras 13

Yoga 6

Zona de constancia básica
    extensiva 8-9
Zona de constancia básica
    intensiva 8-9
Zona de salud 8
Zonas de cambios de grasas 9
Zonas problemáticas 11

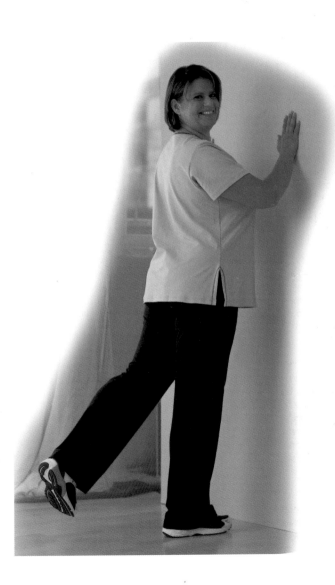

La autora

Dörte Kuhn estudió pedagogía y es entrenadora licenciada entre otros deportes en aeróbic, step, Yoga y Pilates. Desarrolló el nuevo concepto «Aeróbic- Gimnasio grande - Gimnasia para gente con sobrepeso» y creó numerosos grupos de gimnasia para adultos y niños con este problema. Actualmente, se está formando como homeópata y posee muchas certificaciones como terapeuta estomacal y experta en reflexología y acupuntura. Como periodista, escribe sobre temas relacionados con el sobrepeso y la diabetes.

Agradecimientos

Le doy las gracias a mis padres que me acercaron con amor al mundo del deporte; a mi agente y amiga Bárbara Klement, que siempre ha estado a mi lado y me ha aconsejado; al mejor marido del mundo y a mis mujeres con curvas de las que he aprendido mucho. ¡Gracias a todos!

Darles las gracias también a la empresa «Warm Sports», que puso a nuestra disposición ropa deportiva para el equipo de fotografía.

Advertencia

Todos los consejos, ejercicios y recetas de este libro han sido investigados y probados por la autora. Son adecuados para personas con una constitución apta. Sin embargo, todo lector ha de decidir bajo su propia responsabilidad si puede o quiere seguir total o parcialmente estos consejos. Pregunte todas sus dudas antes a un médico o terapeuta.

Ni la autora ni la editorial se harán responsables de daños eventuales y perjuicios que resulten de la práctica de este libro.

Fotografías

Producción fotográfica: Tom Roch

Otras fotografías:
DEFD/Fit for fun: página 32
GU: página 9 (M. Jahrreiß)
Jump: páginas 10, 35, 37
Stockfood: página 13

Créditos

Copyright © EDIMAT LIBROS, S. A.
C/ Primavera, 35
Polígono Industrial El Malvar
28500 Arganda del Rey
MADRID-ESPAÑA

Publicado originalmente con el título Rund & fit
©2004 por Gräfe und Unzer Verlag GmbH, Munich
Derechos de propiedad intelectual de la traducción a español: 2006 © por Edimat Libros

Colección: Sentirse bien
Título: Con curvas y en forma
Autora: Dörte Kuhn
Traducción realizada por: Traduccions Maremagnum MTM

Impreso por: Cofás
ISBN: 84-9764-773-4
Depósito legal: M. 359-2006

Reservados todos los derechos. El contenido de esta ob está protegido por la Ley, que establece penas de prisió y/o multas, además de las correspondientes indemnizaciones por daños y perjuicios, para quienes reprodujeren, plagiaren, distribuyeren o comunicaren públicamente, en todo o en parte, una obra literaria, artística o científica, o su transformación, interpretació ejecución artística fijada en cualquier tipo de soporte o comunicada a través de cualquier medio, sin la precepti autorización.

IMPRESO EN ESPAÑA – *PRINTED IN SPAIN*